NOTE

SUR QUELQUES CAS

DE GLYCOSURIE ET DE DIABÈTE

TRAITÉS A LA BOURBOULE

PAR

LE Dr DANJOY

Ancien interne des hôpitaux de Paris
Secrétaire de la Société d'Hydrologie médicale de Paris
Médecin consultant à La Bourboule.

———◆◆◆◆———

PARIS

GERMER-BAILLIÈRE, LIBRAIRE-ÉDITEUR

2, RUE ROTROU.

1877

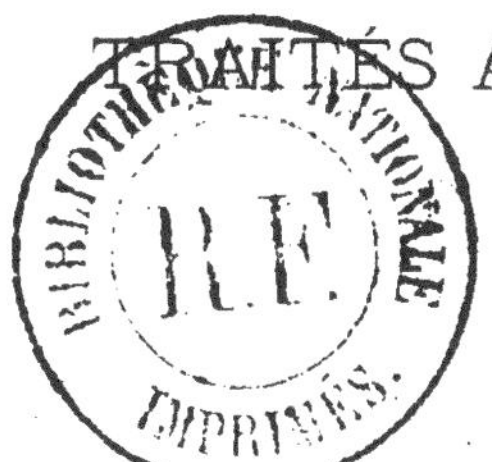

NOTE

SUR QUELQUES CAS

DE GLYCOSURIE ET DE DIABÈTE

TRAITÉS A LA BOURBOULE

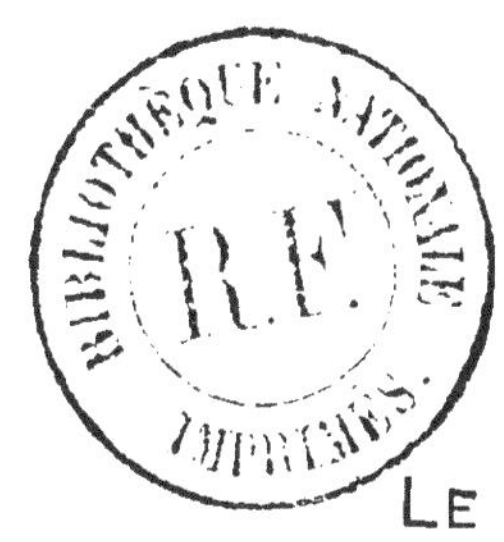

PAR

LE Dr DANJOY

Ancien interne des hôpitaux de Paris
Secrétaire de la Société d'Hydrologie médicale de Paris
Médecin consultant à La Bourboule.

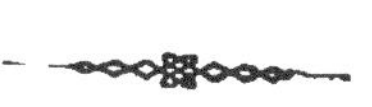

PARIS
GERMER-BAILLIÈRE, LIBRAIRE-ÉDITEUR
2, RUE ROTROU.

—

1877

Extrait des Annales de la Société d'hydrologie,
t. XXII.

NOTE

SUR QUELQUES CAS

DE GLYCOSURIE ET DE DIABÉTE

TRAITÉS A LA BOURBOULE

La médication thermale du diabète a été jusqu'à présent limitée, à très peu d'exceptions près, aux eaux bicarbonatées sodiques de Vichy ou de Vals, et aux eaux salines mixtes de Carlsbad; l'efficacité bien reconnue des alcalins dans cette affection assurait à ces eaux une prééminence qui n'a pas encore été contestée. .

Cependant les idées théoriques sur lesquelles avait été fondé l'emploi de ces agents thérapeutiques ont été discutées d'abord, puis bientôt complètement abandonnées; l'usage des alcalins lui-même a trouvé des adversaires; le diabète a été mieux étudié, et sans que cette étude ait fait faire encore de grands progrès à la thérapeutique, on a reconnu que la maladie était plus fréquente qu'on ne l'avait pensé, et que l'un de ses symptômes, la glycosurie, pouvait dépendre des causes pathologiques les plus diverses.

Dans ces conditions, rien de surprenant que de nouveaux traitements aient été proposés à côté des médications anciennes et, pour ainsi dire, classiques du diabète. C'est ainsi qu'à la Société d'hydrologie, notre

— 4 —

collègue, M. Brongniart (1), a signalé les bons effets qu'il
avait retirés de l'emploi de l'eau de Contrexeville dans
la glycosurie arthritique, et que M. Tixier (2), médecin
de Capvern, a vanté l'efficacité de ces eaux chez les
diabétiques.

J'ai eu l'occasion de soigner à La Bourboule un certain nombre de glycosuriques et de diabétiques ; les
effets immédiats du traitement ont été assez prononcés
chez quelques malades pour qu'il m'ait paru utile de
faire connaître les résultats obtenus. En publiant ces
observations, je ne me propose pas d'avancer que la
Bourboule puisse remplacer Vichy et ses congénères ;
j'établirai seulement qu'elle peut les suppléer, c'est-à-
dire agir dans les cas où les eaux alcalines ont échoué
ou semblent avoir épuisé leur action et dans ceux où,
soit par suite des progrès de la maladie, soit par la nature de l'affection, les eaux de Vichy sont formellement
contre-indiquées.

En examinant les observations, on pourra se demander si leur nombre n'est pas trop restreint pour en
déduire des conclusions pratiques ; chez la plupart des
malades, je n'ai pas pu avoir de renseignements sur
l'état ultérieur de la santé ; il est à craindre, pour ces
deux motifs, que ce travail ne paraisse incomplet. Cependant les agents thérapeutiques que l'on peut oppo-
ser au diabète sont si limités, la maladie même est si
fréquente et si grave, que j'ai dû, dans l'intérêt des malades, signaler des eaux dont l'effet m'a paru incontestable dans les cas où les moyens connus sont ineffi-
caces.

(1) Annales de la Société d'hydrologie, XXI-191. — (2) Ib., ib.,
XX-116.

FORMES ET VARIÉTÉS DU DIABÈTE.

Il suffit d'avoir vu un certain nombre de diabétiques pour savoir que la maladie n'a pas toujours le même aspect et présente les formes cliniques les plus diverses. Certains sujets rendent, pendant de longues années, du sucre dans les urines, et ont cependant les apparences de la santé la plus parfaite, ils conservent leur embonpoint et leurs forces, ils se traitent peu ou se contentent, de temps à autre, de suivre un peu de régime, d'avoir une bonne hygiène, ou de prendre quelques préparations alcalines, et, sous l'influence de ces précautions, obtiennent de suite une amélioration marquée.

Chez d'autres sujets, au contraire, la maladie ne peut passer longtemps inaperçue, les troubles généraux de la santé, l'affaiblissement, les symptômes communs du diabète font bientôt soupçonner la glycosurie qui est de suite reconnue; l'amaigrissement se montre de bonne heure et fait rapidement des progrès. Chez ceux-ci, les modifications que je viens d'indiquer ne produisent que peu ou point d'effet; la diète azotée, l'exercice ou l'usage des alcalins n'amènent aucune amélioration, il faut, chez ces malades, la réunion d'un grand nombre d'agents, soit pharmaceutiques, soit hygiéniques pour obtenir un changement appréciable, et encore cette modification est-elle moins prononcée et moins rapide que chez ceux dont nous parlions en débutant.

Il y a donc deux espèces de diabètes, deux formes ou deux degrés de la maladie. Ces différences ont attiré ı attention de la plupart des médecins ; ainsi on a décrit en Allemagne le grand et le petit diabète. Le grand diabète a une marche rapide et amène en peu de temps l'apparition de la tuberculose; les symptômes de la maladie sont très-marqués, la sécrétion du sucre abondante, rarement au-dessous de 4 p. 100, et souvent au delà de 10 et 12 p. 100, les facultés viriles sont bientôt abolies, etc...

Le petit diabète a une marche lente et peut durer dix ou quinze ans; il est susceptible de s'amender et [de s'améliorer; les symptômes sont peu prononcés ; il se termine rarement par la tuberculose, la proportion du sucre ne s'élève guère qu'à 1/2 et 1 p. 100, les facultés génitales sont conservées. Enfin les causes de ce petit diabète sont les plus diverses, tandis que le premier paraît produit par des causes dépressives, agissant d'une façon très-énergique sur le système nerveux, telles que de grands chagrins, une tension d'esprit excessive, ou de grandes émotions morales (1).

A cette distinction, il faut ajouter le caractère suivant qui a une importance capitale, et qui a été indiqué par Seegen (2). Dans la forme bénigne, la sécrétion du sucre cesse par la privation d'aliments hydrocarbonés, et peut reparaître par leur absorption, tandis que dans l'autre forme la sécrétion du sucre ne cesse pas, malgré la diète azotée la plus stricte. Dans le premier cas, la glycose serait formée aux dépens des matières hydrocarbonées, tandis que dans le second, elle proviendrait des matières albuminoïdes.

L'utilité de cette division du diabète en deux formes

(1) Braun. Balneothérapie.
(2) Seegen. Der diabètes mellitus. Berlin, 1875.

est telle, que presque tous les pathologistes l'ont main-
tenue sous un nom ou sous un autre. C'est ainsi qu'on a
admis des diabétiques gras et des diabétiques maigres,
les premiers ne perdant pas, les seconds employant
leurs aliments et leur propre substance à faire de l'urée,
suivant M. Jaccoud, ou ayant employé leurs matières
grasses pour fournir des éléments de caloricité (Durand-
Fardel). Cette division, à laquelle on a fait beaucoup
de reproches, tout en ne comprenant pas la généralité
des cas de diabète, a, comme nous le verrons, une
grande importance.

Mais là n'est pas tout; dans les cas rangés sous le
nom de petit diabète par Seegen, se trouvent compris un
certain nombre d'états morbides auxquels on ne peut
donner d'autre nom que celui de glycosurie. Il faut, en
effet, comme l'a fait observer M. Bouchardat, distinguer
la glycosurie temporaire ou symptomatique de la glycosurie permanente ou vrai diabète et se rappeler que la
glycosurie n'est qu'un symptôme qui peut exister dans
nombre d'affections et qui peut même être provoqué
par des recherches expérimentales.

L'ensemble des conditions pathologiques qui peuvent
amener la glycosurie n'a été nulle part présenté d'une
façon plus complète que dans le livre récent de M. Lecorché (1) sur le diabète. Ce médecin admet que la glycosurie est un état physiologique qui peut devenir morbide sans offrir de caractère spécial. Il suffit que l'urine
contienne 50 centigr. de sucre par 1,000 grammes pour
qu'on puisse dire qu'il y a glycosurie. Celle-ci peut
d'ailleurs survenir sous les influences les plus diverses,

____

(1) Lécorché. Traité du diabète, diabète sucré, diabète insi-
pide. Paris. Masson, 1877.

tantôt dans le cours de certaines maladies ou de certains états physiologiques, tantôt à la suite d'écarts de régime, enfin elle peut être provoquée artificiellement dans un but expérimental. Il me suffira de rappeler la glycosurie des femmes enceintes et des nourrices, les glycosuries des gens obèses, les glycosuries pulmonaires et cutanées, etc... Depuis que mon attention a été appelée sur ce sujet j'ai pu me convaincre que la glycosurie était en effet un des symptômes les plus communs. Chez les malades qui viennent en grand nombre à la Bourboule suivre un traitement contre des affections cutanées, j'ai souvent examiné les urines, et j'ai pu constater que le sucre s'y trouvait fréquemment en proportion peu élevée. Dans plusieurs de mes observations j'ai noté la coïncidence du diabète ou de la glycosurie avec des affections de la peau, et notamment le psoriasis dans les observations IV et VIII.

Parmi les glycosuries symptomatiques, on ne doit pas négliger de mentionner la glycosurie goutteuse dont l'existence n'est plus contestée aujourd'hui. C'est probablement à des cas de ce genre que l'on a fait allusion lorsqu'on a décrit des diabètes intermittents. En effet, les accidents glycosuriques peuvent n'être pas constants et dans quelques cas alterner avec des manifestations articulaires. La quantité de sucre est en général peu considérable, quelques grammes par litre d'urine; la maladie peut se terminer par le diabète vrai qui alors présente la même marche que les autres formes du diabète.

En mentionnant les variétés les plus intéressantes de glycosurie, je ne puis me dispenser de dire quelques mots de la glycosurie azoturique dont l'étude a une certaine importance pour le sujet qui nous occupe.

9 —

Nous donnerons plus loin les caractères qui différen-
cient le diabète vrai des glycosuries, mais il est parmi
eux un symptôme sur lequel nous devons insister dès
à présent, je veux parler de l'azoturie. On sait que
l'étude de la sécrétion de l'urée a été longtemps mal
faite chez les diabétiques; comme le chiffre relatif de
cette substance par litre était peu élevé, on supposait
que la perte des matériaux azotés chez ces malades
était au-dessous de la normale tandis qu'en réalité par
le fait de la polyurie le chiffre des matières quaternaires
est bien plus élevé que dans l'état de santé. Actuellement
les travaux les plus récents ont établi les rapports de la
production de l'urée avec la glycosurie. Des recherches
expérimentales entreprises par Jeanneret (1) ont démontré que dans la glycosurie artificielle l'excrétion
de l'urée est augmentée. M. Brouardel (2), auquel nous
empruntons ce renseignement, fait remarquer que si,
comme il le pense, le foie fabrique la plus grande partie de l'urée éliminée par les urines, dès que les fonctions glycogéniques du foie seront surexcitées, il en
résultera des troubles dans la formation de l'urée. En
effet, l'augmentation de l'urée a été constatée non-seulement dans la glycosurie passagère, mais aussi dans le
diabète, dont l'azoturie constitue aujourd'hui un symptôme comme la polyurie et la polydipsie. L'azoturie
peut se manifester dès le début de la maladie et constituer un signe diagnostique important, elle peut enfin
cesser dans la dernière période.

L'azoturie se montre d'ailleurs dans d'autres affections que le diabète, elle peut exister comme état morbide primitif; on la retrouve également dans la polyu-

(1) H. Jeanneret. L'urée dans le diabète artificiel. Berne, 1872.
(2) Brouardel. L'urée et le foie. Paris. Masson, 1877.

rie. Lorsqu'elle accompagne la glycosurie elle constitue l'espèce morbide que le Dr Lecorché a appelé glycosurie azoturique.

Cette forme se distinguerait du diabète vrai d'abord par la quantité de sucre sécrétée qui ne s'élève guère qu'à 8 ou 10 grammes par litre, puis par la quantité des urines éliminées qui ne dépasse pas 3 à 4 litres dans les 24 heures. Enfin le chiffre de l'urée peut être très-considérable, plus que dans le diabète même, il peut être déjà très-élevé alors que la glycosurie est à peine marquée. C'est le contraire de ce qui arrive dans le diabète où la glycosurie paraît en premier, l'azoturie n'étant qu'un phénomène secondaire. Dans la glycosurie azoturique, l'apparition du sucre dans les urines tient à une combustion incomplète, celle-ci provenant de ce que l'oxygène absorbé est employé par l'économie à transformer en urée les matériaux azotés qui résultent de la désassimilation de l'individu.

En se reportant aux variétés que nous avions signalées en premier, on voit d'après ces données que les cas décrits sous le nom de petit diabète doivent rentrer la plupart dans le cadre des glycosuries, et que les grands diabètes comprendront le diabète vrai. Les premiers susceptibles de modifications par les agents les plus simples, notamment le régime, les seconds n'obtenant que plus difficilement ces modifications. C'est dans le grand diabète que l'on trouve la glycosurie persistante quel que soit le genre d'alimentation; celle-ci se montre à des heures qui n'ont rien de commun avec celles des repas. Kulz (1) et Leube (2) ont indiqué que c'est dans

(1) Kulz. Beiträge zur Pathologie und Therapie des Diabetes mellitus. Marburg, 1874.

(2) Leube. Zur Pathologie und Therapie des Diabetes. (Arch. F. Klin, méd. 1869.

les dernières heures de la nuit et les premières du jour que l'on constate la plus grande proportion de sucre, le sucre est d'ailleurs éliminé en quantité considérable ainsi que l'urée. Enfin l'appareil symptomatique : boulimie, polydipsie, polyurie, faiblesse musculaire, etc., et les complications inflammatoires ou nécrosiques vers la peau et les différents organes sont communes dans cette forme tandis qu'elles font défaut dans la glycosurie.

Les variétés indiquées sous le nom de diabète gras et diabète maigre indiqueraient, suivant M. Jaccoud, deux périodes ou deux étapes de la maladie, M. Lecorché fait remarquer que ces deux formes peuvent alterner, qu'il n'est pas rare de voir un diabétique gras perdre son embonpoint et le recouvrer à plusieurs reprises pendant le cours de sa maladie. Mais il reconnaît d'autre part que, dans les cas graves du diabète, l'embonpoint peut faire complétement défaut dès le début; de sorte que pour ces faits tout au moins l'émaciation pourrait constituer un signe ayant une valeur importante au point de vue du pronostic. Il semble donc, d'après ces motifs, que la distinction du diabète gras et du diabète maigre doive être conservée, elle indiquera alors, suivant les cas, soit la période, soit la gravité de la maladie. On doit également se rappeler que le diabète peut avoir une marche aiguë ou chronique, et que dans le premier cas il est plus grave que dans le second.

Les renseignements tirés de l'état diathésique des malades donnent, en général, d'utiles indications pour le traitement des maladies chroniques par les eaux minérales. Jusqu'à présent, le diabète a été peu étudié à ce point de vue; il semble que la seule affection diathésique, avec laquelle il ait des connexions intimes, soit la goutte ; on a décrit cependant un diabète syphilitique qui, dans quelques cas, a paru être sous la dépendance de la syphilis et s'améliorer sous l'influence du traitement spécifique (1). Dans d'autres cas, le diabète a suivi une marche tout à fait différente de l'affection syphilitique et n'a pu être considéré que comme un fait concomitant.

Si je me suis étendu aussi longuement sur les différentes formes du diabète et sur les signes auxquels on peut reconnaître les périodes de la maladie, c'est que ces distinctions sont nécessaires pour établir la véritable indication d'une cure thermale. Si j'ai attaché tant d'importance à la perte des matériaux azotés dans le diabète, c'est qu'il ne m'a pas paru indifférent d'appliquer à un diabétique un traitement thermal qui, selon toute apparence, exagérera encore les pertes d'urée, comme les eaux alcalines, tandis qu'on peut le soigner à la Bourboule où la perte des matériaux azotés ne s'élève pas, mais a plutôt tendance à diminuer.

ACTION DES ALCALINS.

En laissant de côté toute idée théorique, il est un fait incontestable : c'est l'action efficace des alcalins dans la plupart des cas de diabète. Qu'ils concourent à rétablir l'alcalinité du sang, comme le voulait M. Mialhe, et qu'ils contribuent ainsi à la destruction des matières hydrocarbonées, ou qu'ils aient, comme pense M. Durand-Fardel, pour tout avantage d'assurer l'accomplissement

(1) Lecorché. Loc. cit, p. 278.

dès fonctions digestives, il n'en est pas moins vrai que, sous leur influence, on peut, au bout de peu de temps, constater une amélioration réelle dans l'état des malades. Le traitement thermal de Vichy agit dans le même sens que la médication alcaline ; après quelques jours de traitement, la quanté de sucre contenue dans les urines diminue, et cette diminution persiste pendant toute la durée de la cure. La polyurie baisse en général dans la même proportion que la glycosurie, l'urine reprend sa couleur et son aspect normal. La soif, la sécheresse de la bouche cessent ; les envies d'uriner étant moins fréquentes le sommeil renaît, et les différents progrès sont accompagnés d'une amélioration marquée de l'état général.

Malheureusement, il n'en est pas toujours ainsi. Ch. Petit (1) avait vu que, chez quelques malades, et surtout lorsque le diabète est ancien, on retrouve pendant longtemps encore du sucre dans l'urine. Il a reconnu également que chez ceux dont la santé est profondément altérée, malgré la continuation du traitement pendant plus d'un mois, l'urine conserve toujours des traces de sucre. Cet effet se produit surtout chez les diabétiques maigres et névropathiques, tandis que les diabétiques obèses, et ceux atteints de goutte et de gravelle, se trouvent très-bien des eaux de Vichy. Il est encore une contre-indication formelle au traitement de Vichy indiquée par M. Durand-Fardel, c'est la prédisposition à la tuberculose. Cet auteur reconnaît aussi que l'état cachectique et la marche aiguë sont des circonstances défavorables au traitement alcalin.

Les restrictions indiquées par les médecins de Vichy

____

1) Petit. Action des eaux de Vichy, p. 460.

ne sont pas les seules ; M. Hirtz (1), qui repousse la médication alcaline chez les diabétiques, n'a jamais vu un
cas de guérison par cet agent médicamenteux, et voici
comment M. Bouchardat (2) a formulé ses indications.

Cet auteur recommande de ne prescrire les alcalins
qu'aux malades offrant de la résistance, qu'à ceux qui
conservent de l'embonpoint, qui peuvent agir, de ne
les employer qu'avec les plus grandes réserves chez les
malades anémiques, très-âgés profondément débili-
tés, ou chez ceux dont les fonctions rénales sont troublées ;
il conseille également de ne pas faire des alcalins une
habitude morbide en les employant d'une manière continue ; enfin la condition essentielle de leur bon emploi
est que, pendant leur administration, on ait observé
une diminution réelle de la glycose dans les urines.

Il y a donc, chez la plupart des médecins, chez ceux
mêmes qui sont les plus partisans de la médication
alcaline, une préoccupation qui leur fait prendre quelques précautions dans leur usage, soit à titre de médication fondamentale, soit comme adjuvant d'autres
modificateurs, tels que le régime et certaines mesures
hygiéniques. Je ne veux pas parler ici de la prétendue
cachexie alcaline et des inconvénients des alcalins si
exagérés par Trousseau ; il est reconnu maintenant que
l'usage du bi-carbonate de soude est, pour certains sujets, beaucoup moins nuisible qu'on ne l'avait pensé.
On sait que quelques malades peuvent en prendre chaque jour une dose assez notable sans en ressentir
d'inconvénients ; on peut, à cet égard, lire avec intérêt

(1) Nouveau Dictionnaire de médecine et de chirurgie pratiques (alcalins).

(2) Traité du diabète, p. 256.

le travail de M. Pupier (1), où il démontre que non-seulement la médication alcaline n'amène pas, par son emploi continu, d'accidents cachectiques, mais qu'elle peut même avoir une action reconstituante. Il ne paraît pas douteux, en effet, que par son action puissante sur les voies digestives, par l'impulsion qu'elle donne aux fonc-tions de désassimilation, l'eau de Vichy ne puisse, dans quelques cas donnés, amener comme action secondaire une reconstitution de l'individu. Mais en sera-t-il de même dans tous les cas, et dans certaines conditions cet agent ne peut-il pas aggraver l'état des malades? L'impulsion donnée aux fonctions de désassimilation paraît hors de doute, et les expérimentateurs semblent tous à peu près d'accord pour établir que la médication alcaline et l'eau de Vichy augmentent la sécrétion de l'urée d'une façon très-marquée.

C'est sur ce dernier point que je voulais insister, en me demandant si, chez les diabètes maigres, par exemple, chez ceux qui sont névropathiques et affaiblis, et chez lesquels tout le monde convient qu'il ne faut employer qu'avec les plus grands ménagements les al-calins, il ne serait pas préférable de recourir à une mé-dication plus franchement reconstituante, telle que les eaux chlorurées sodiques en général, et les eaux chlo-rurées sodiques arsénicales de la Bourboule en particu-lier.

ACTION DU CHLORURE DE SODIUM.

On sait que les deux facteurs principaux contenus dans l'eau de la Bourboule, le chlorure de sodium et

(1) Pupier. Action des eaux de Vichy sur la composition du sang, 1875.

l'arsenic ont tous deux été conseillés dans le diabète.

Le chlorure de sodium a été préconisé, depuis long-temps, par Martin Solon et M. Contour ; suivant ce dernier, son administration a pour effet de diminuer la polyurie et la quantité de sucre contenu dans les urines, bien que le malade continue de manger du pain. Ce fait, que nous retrouverons à propos de l'action de la Bourboule, a été également observé par Dumoulin chez un diabétique amélioré par l'emploi des eaux de Salins (1). Comme nous le verrons plus loin, il a une certaine importance, non-seulement au point de vue de la valeur du médicament, mais aussi au point de vue du régime diététique à instituer. L'administration du sel marin avait été conseillée en raison de son action puissante sur les phénomènes de la nutrition, et en raison également de la déperdition considérable de chlorure de sodium dans les urines diabétiques.

Les eaux chlorurées sodiques fortes ont aussi été employées. Outre le cas indiqué plus haut de Dumoulin, nous voyons, en parcourant les observations publiées dans les différents recueils d'hydrologie, que le plus grand nombre de cas notés doit être rapporté aux eaux chlorurées. Je citerai seulement les faits observés par M. Lebret à Balaruc (2), M. Regnault à Bourbon-l'Archambault, Erhard à Kissingen (3), etc... Dans ce cas, qui est rapporté dans la Balnéothérapie de Helfft (4), le diabète était accompagné d'une hyperémie marquée du foie, et l'observation fait ressortir l'influence de l'eau minérale

(1) Dumoulin. Action reconstituante des eaux de Salins. Paris, 1865, p. 127.
(2) Annales de la Soc. d'hydrologie, t. I.
(3) Dentsche Klinique, 1860, 27.
(4) Balnéothérapie. Berlin, 1870, p. 127.

pour accélérer la circulation du sang et diminuer la stase
veineuse des organes abdominaux et la congestion hé-
patique qui peut, à elle seule, être cause de glycosurie.

Des eaux chlorurées sodiques, nous rapprocherons
les bains de mer, qui dans certains cas n'ont eu qu'une
action reconstituante sur la santé générale, mais dans
d'autres ont amené une modification dans la glycosurie
par l'usage combiné des bains et de l'eau de mer prise
à l'intérieur ; le traitement marin a d'ailleurs été considéré par tous les observateurs comme un adjuvant
utile des autres traitements.

Je pense bien, comme M. Durand-Fardel, qu'il ne
faut pas attacher trop d'importance à des cas isolés,
cependant si ces cas isolés se trouvent être le résultat
de traitements analogues , ils prennent plus de valeur.
Du reste, si ces faits sont peu nombreux, il faut bien
dire que l'attention des médecins n'a pas été portée sur
ce point, presque tous les diabétiques sont envoyés à
Vichy ou à Vals ; en France du moins, car pour le reste
de l'Europe c'est Carlsbad qui en reçoit le plus grand
nombre.

ACTION DE L'ARSENIC.

A côté du chlorure de sodium l'eau de la Bourboule
contient un principe très-important qui lui donne une
caractéristique toute spéciale. Je veux parler de
l'arsenic. La quantité d'arsenic d'après les analyses
les plus récentes s'élève à 7^m, 5^m7^{mm} par litre, quantité
dosée à l'état d'arsenic métallique, et qui correspond à

Danjoy.   2

9,9 d'acide arsénieux ou 11,5 d'acide arsénique. Quelle que soit d'ailleurs la forme sous laquelle le médicament est évalué, il n'en est pas moins vrai que l'arsenic se trouve dans cette eau minérale à dose suffisante pour lui prêter une activité thérapeutique toute spéciale; du reste la forme importerait peu si l'on vérifiait cette loi de toxicologie qu'à poids égaux l'activité des composés arsenicaux est en raison directe du poids d'arsenic métallique qu'ils renferment.

L'association de l'arsenic avec une proportion assez considérable de sels sodiques a pu faire croire que ses propriétés étaient masquées, et faire contester la nature arsenicale de l'eau de la Bourboule. Sans vouloir intervenir dans la discussion qui a eu lieu sur ce sujet auquel je me propose d'apporter prochainement quelques arguments fondés sur des recherches expérimentales, je me contenterai de dire que jusqu'à présent la nature arsenicale de l'eau de la Bourboule ne me paraît pas pouvoir être mise en doute. Voyons donc comme nous l'avons fait pour le sel marin quelles ont été les applications de l'arsenic dans la maladie qui nous occupe.

L'arsenic a été préconisé en premier lieu en Angleterre puis en France par Trousseau et Devergie, depuis quelques années on semble être revenu à son usage qui avait été abandonné à la suite de mécomptes assez nombreux. M. Bouchardat n'est pas partisan de l'arsenic, cependant il prétend avoir employé plusieurs fois avec succès la Dominique de Vals qui, comme on le sait, est arsenicale chez les diabétiques anémiés et affaiblis. Le Dr Lecorché a administré ce médicament avec avantage dans la diabète chronique sous forme de liqueur de Fowler jusqu'à 30 gouttes par jour; ce médecin pense en s'appuyant sur les recherches expérimentales

de Saikowsky, que l'arsenic agit sur le foie en modi-
fiant la sécrétion de cet organe.

On peut se demander d'après les études les plus récentes et surtout les travaux de MM. Gautier (1) et
Scolosouboff (2) qui ont démontré la localisation de l'arsenic dans les centres nerveux, si ce médicament n'agirait pas primitivement sur le système nerveux; Delioux
de Savignac attribue à l'arsenic deux catégories d'effets
thérapeutiques; il agirait comme :

1° « Un altérant, déterminant à ce titre, dans le sang
et dans les humeurs qui en résultent, des mutations spé-
ciales; d'où électivité d'influence en mal comme en bien,
sur les fonctions nutritives :

2° « Un modificateur spécial du système nerveux, exci-
tant ou paralysant suivant la dose, avec électivité d'action
sur la portion ganglionnaire de ce système, l'électivité
d'action sur certains organes : organes respiratoires,
organes locomoteurs, organes génito-urinaires, peau,
vaisseaux capillaires, passant par les nerfs ganglionnai-
res qui s'y rendent. »

ACTION DE L'EAU DE LA BOURBOULE.

D'après ce que nous venons de voir les deux compo-
sants principaux de l'eau de la Bourboule ont été em-
ployés dans le diabète à divers titres et avec avantage.
Il ne faudrait par trop se presser de conclure que l'eau
de la Bourboule agirait dans le même sens, par le seul

(1) Comptes-rendus de l'Académie, 1875.
(2) Archives de physiologie, 1875.
(3) Dict. encyclopédique, VI, Arsenic, p. 199.

fait que les substances qu'elle contient ont une valeur
thérapeutique analogue ; il s'agit ici d'une eau minérale c'est-à-dire d'un tout complexe dont les effets sont
en général assez délicats à interpréter. Le chlorure de
sodium et l'arsenic ont été considérés comme antago-
nistes et il serait possible que dans certains cas parti-
culiers, leur action combinée fût réduite à zéro. Ce n'est
pas ici le moment d'examiner cette question qui fera
l'objet d'une autre étude ; je me bornerai à dire que
l'antagonisme du chlorure de sodium et de l'arsenic a
été prouvé seulement au point de vue de la sécrétion
de l'urée qui est augmentée par le premier, et dimi-
nuée par le second ; ce fait se traduit par une accéléra-
tion des fonctions de désassimilation pour le sel marin
et une diminution de ces mêmes fonctions pour l'arsenic.
A part cela les deux médicaments agissent tous deux sur
la nutrition, ils sont tous deux puissamment reconsti-
tuants à petite dose, et à dose plus élevée l'action reconstituante disparaît et est remplacée par une action contraire. A ces deux facteurs se trouve joint un troisième,
le bicarbonate de soude qui est contenu dans l'eau de
la Bourboule à la dose de 1,50 à 2 grammes; à cette dose
ce principe ne fait qu'ajouter son action à celle des
médicaments précédents, il agit dans le même sens que
le chlorure de sodium, fait d'autant plus probable que le
bicarbonate de soude se transforme dans l'estomac en
chlorure de sodium. (Rabuteau.)

Voyons maintenant quelle est la concordance, de
ces points de vue théoriques, avec les données de la
clinique et de l'expérimentation physiologique.

L'action physiologique de la Bourboule n'a pas
encore été étudiée d'une manière complète; j'ai entrepris
à cet égard un certain nombre de recherches dont je

puis donner les résultats en ce qui concerne les sécrétions.

1° L'eau de la Bourboule n'est pas diurétique.

2° L'administration de l'eau de la Bourboule n'augmente pas la sécrétion de l'urée.

Je me trouve ici, pour la première de ces deux propositions du moins, en désaccord avec les observateurs qui m'ont précédé qui tous ont dit que l'eau de la Bourboule était diurétique. Il est évident que si à un régime constant on ajoute une certaine quantité d'eau minérale quelconque il y a de suite augmentation de la quantité des urines ; mais cette augmentation peut être plus apparente que réelle, en effet il faut tenir compte de l'eau même ingérée. Si par exemple un individu prend en plus de sa ration journalière, 500 gram. d'eau pure, ses urines augmentent d'environ 500 gram. un peu plus ou un peu moins suivant les circonstances ; et, si les conditions de régime restant exactement les mêmes, on remplace les 500 gram. d'eau pure par 500 gr. d'eau minérale, et que l'urine augmente encore, on pourra réellement dire que cette eau est diurétique ; si au contraire l'urine diminue, on ne peut plus dire que l'eau minérale est diurétique. C'est précisément ce qui arrive avec l'eau de la Bourboule, qui est, comme je m'en suis assuré, moins diurétique que l'eau pure. Cette action est probablement due au chlorure de sodium ; on a prouvé en effet que le sel marin n'est pas diurétique et qu'une solution salée est moins diurétique que l'eau pure. (Kaup (1) et L. Liebig (2).

(1) Kaup. Untersuchungen über die Abhangigkeit des Kochsalzgehalts des Urins von der Kochsalzmenge der Nahrung. Arch. für physiol. Heilk, 1855.
(2) Liebig. Nouvelles lettres sur la chimie.

D'après ce que je viens de dire, ma première proposition pourrait être modifiée dans ce qu'elle a de trop absolu, de la manière suivante :

L'eau de la Bourboule n'est pas diurétique, ou ne l'est pas abstraction faite de l'eau ingérée.

Je trouve l'application el la vérification de cette loi physiologique, chez les diabétiques chez lesquels j'ai observé presque constamment une diminution de la quantité des urines, cette diminution survenant dès le début du traitement et persistant pendant toute la durée de celui-ci.

L'influence de l'eau de la Bourboule sur la production de l'urée a été étudiée par moi à diverses reprises soit sur place, soit avec l'eau trausportée ; à part quelques variantes, j'ai constaté que jamais l'administration de l'eau en boisson n'amènel'augmentation de l'urée sécrétée en 24 heures, quelquefois il n'y a pas de changement, souvent il y a diminution ; ici l'action de l'arsenic semble avoir une plus grande influence que celle des sels sodiques. Cette diminution de l'urée a été aussi constatée chez quelques diabétiques.

C'est donc sur deux phénomènes d'ordre physiologique, l'absence d'action diurétique, et la diminution de sécrétion de l'urée, que je m'appuie pour conseiller l'usage de l'eau de la Bourboule aux diabétiques. A ces deux faits j'en joindrai un troisième, résultat de l'observation clinique, c'est la diminution de glycose des urines, diminution qui a rarement fait défaut chez les malades que j'ai observés.

Maintenant quels seront les formes et les degrés de diabète qui seront justiciables de la Bourboule. Il est certain que chez les diabétiques, gras, obèses, chez ceux qui sont gros mangeurs, chez les diabétiques goutteux,

ceux en un mot chez lesquels l'équilibre entre la recette
et la dépense n'est pas encore rompu et chez lesquels
il y a indication de maintenir les voies digestives en bon
état, il sera préférable d'employer Vichy et ses congénères.

Au contraire chez les diabétiques maigres et névropathiques, chez ceux qui sont affaiblis, et chez lesquels
l'activité des fonctions de désassimilation est trop
grande et amène l'azoturie, chez ceux encore chez
lesquels la médication alcaline est contre-indiquée
pour un des motifs que nous avons donnés dans le cours
de cet article, le traitement de La Bourboule pourra
être conseillé avec avantage. Il en sera de même pour
les cas de glycosurie cutanée, qui sont si fréquents et
dans lesquels le traitement arsenical remplira un double
but en agissant à la fois contre la glycosurie et contre
les manifestations cutanées. A ces indications j'ajouterai,
mais seulement d'après les données physiologiques que
j'ai établies, la polyurie simple et la polyurie azoturique ; sans avoir vu de ces malades à La Bourboule je
pense que le traitement reconstituant qui y est appli-
qué pourrait les améliorer momentanément.

Pour ne pas trop allonger ce travail, j'ai publié les
observations sous forme de notes, indiquant seulement
les principales caractéristiques de la maladie ; je me suis
attaché de préférence à donner les chiffres de la quantité des urines, de leur densité, le chiffre du sucre et,
toutes les fois que j'ai pu faire les analyses, le chiffre de
l'urée. Je dois à ce propos insister sur les points suivants :

1º J'ai recueilli, le plus souvent, les urines des
vingt-quatre heures pendant deux jours au début,
deux jours au milieu, et deux à la fin de la cure ; par

conséquent, les chiffres que je donne sont absolus et non relatifs, l'évaluation du sucre pour 1000 ne fournissant aucun résultat sérieux.

2° Le sucre a été dosé par la liqueur de Fehling avec tout le soin possible, l'urée par l'hypobromite de soude. Le temps ne m'a pas permis de continuer, chez tous les malades, ces analyses fort longues, de même que les analyses des chlorures et des phosphates que j'avais entreprises chez mes premiers malades.

3° Le traitement a consisté en bains, boissons à doses variables, suivant la tolérance individuelle et les susceptibilités gastriques, quelquefois des douches chaudes, et n'a été accompagné d'adjuvant [d'aucune sorte ;

4° Les progrès obtenus l'ont été par le traitement seul, et les modificateurs généraux qui accompagnent tout traitement hydro-minéral, tels que le changement d'air, l'altitude, l'exercice modéré, etc. Mais le fait important est que je n'ai fait suivre aucun régime à mes malades ; chez quelques-uns, même, j'ai supprimé le régime existant antérieurement à la cure : j'ai vu malgré cela le sucre diminuer et quelquefois revenir à un chiffre moins élevé que celui correspondant au régime.

J'ai agi ainsi de façon à me rendre compte de la manière la plus nette de l'action du traitement. D'ailleurs, je crois que le régime des diabétiques ne doit pas être exagéré ; beaucoup d'entre eux arrivent, par l'abus de la diète azotée, à ne plus pouvoir manger et à perdre leurs forces. Bien que l'indication la plus pressante soit de nourrir les malades avec des aliments azotés, et d'éviter les féculents, cependant il faut tenir compte de l'état de l'estomac, et se préoccuper, avant tout, d'obtenir de bonnes digestions. Boussingault (1) a dé-

(1) **Gaz.** hebdomadaire, juillet 1875.

montré récemment que le pain de gluten lui-même contenait pour 100 grammes 40,2 d'amidon, et pouvait être remplacé sans inconvénients par 93 grammes de pain ordinaire ou 173 grammes de pommes de terre. Ces chiffres démontrent suffisamment qu'il est permis de faire quelques modifications au régime le plus généralement suivi; d'ailleurs, suivant plusieurs observateurs, la privation absolue d'aliments féculents ne serait pas sans inconvénients pour les diabétiques.

Maintenant, les améliorations que j'ai constatées par la cure thermale, sans adjonction de la diète azotée, seraient-elles survenues avec ce régime, et les malades auraient-ils autant bénéficié de l'action reconstituante de nos eaux ? C'est ce que je pourrai dire plus tard si le traitement de nouveaux diabétiques me permet de continuer cette étude.

Obs. I. *Diabète traumatique. Amélioration très-marquée.* — Mme M..., 58 ans. Symptômes de glycosurie, remontant environ à deux ans et demi, et attribués, par la malade, à une chute sur la tête, suivie de plaie de tête. L'examen des urines a été fait, peu de temps après, et a révélé peu de sucre au début. Séjour à Vichy en 1871 ; les eaux de Vichy sont mal supportées. Cependant au départ de Vichy, il n'y avait plus de trace de glycosurie; cette amélioration ne fut que passagère. En 1872, les bains de mer sont conseillés sans amener de soulagement.

Actuellement grande faiblesse, douleurs rénales, rien du côté du foie, appétit assez bon, soif prononcée, moins cependant qu'avant le traitement alcalin; constipation très-marquée. La malade est encore polysarcique, mais prétend avoir beaucoup maigri. Vue affaiblie ; pas de cataracte ; les autres organes sont sains, je ne trouve à noter qu'une salivation très-abondante, surtout pendant la nuit.

EXAMEN DES URINES.

Dates.		Quantité.	Densité.	Sucre tot.	Urée tot.	Chlore	Acide phosph.
Juill.	15	1460	1027,7	52,52	23,45	4,47	3,44
1873.	16	1790	1025	57	15,98	5,79	2,40
	17	1100	1027,6	50	16,82	2,85	1,45
	18	1250	1030	33,33	18,58	3,69	2,06
	27	1130	1019,2	9,67	13,96	3,19	1,67
	28	1500	1018	9,09	16,14	4,06	1,94
	30	1460	1016,4	7,15	16,91	5,29	2,26
	31	1650	1014	3,83	16,56	6,21	1,63
Août.	3	1500	1012	0,75	12,78?	5,13	1,45
	4	1160	1017	0,24	11,71?	4,44	1,64

Obs. II. *Glycosurie pulmonaire. Amélioration marquée.* —
M. B....., 50 ans, malade depuis vingt ans. Au début hémoptysie et bronchite attribuées à la fatigue, depuis cette époque, catarrhes tous les hivers et poussées congestives fréquentes
aux sommets ; pas d'amélioration par les Eaux-Bonnes.

Signes d'induration et de catarrhe aux deux sommets ; dyspnée
et sifflement inspiratoire comme chez certains asthmatiques :
expectoration abondante, jaune verdâtre, opaque.

Digestions mauvaises, urines rares, épaisses, jumenteuses ;
sueurs excessivement abondantes.

Les urines n'ont été examinées que récemment ; elles conte-
naient, deux mois avant la cure, 2 gram. 75 de glycose par litre,
et avaient une densité de 1030.

Mes analyses donnent les résultats suivants :

Août 1873.	Quantité.	Densité.	Sucre.	Urée.	Chlore	Acide	phosphor.
7	370	1037,2	0,33	3,36	1,96		1,58
10	335	1036,5	0,22	4,80	1,26		1,22
14	390	1027,5	traces	5,36	1,74		1,01
15	330	1031	traces	4,53	1,55		1,05
23	810	1014,5	0	8,036	2,33		1,52
24	620	1020	0	8,357	2,51		1,27

Les urines très-chargées d'urates les premiers jours, rares et presque jumenteuses, sont claires et limpides à la fin de la cure, moins d'urates et plus d'urée, ce qui tient probablement à la disparition des sueurs exagérées qui existaient avant le traitement. Le sucre a complètement disparu. Je dois noter également une amélioration de l'état des sommets.

Obs. II *bis.* — Ce malade, après un hiver passé à Pau, dans d'excellentes conditions, revient l'année suivante. Les sueurs sont moindres qu'en 1873, les urines plus abondantes ; il existe encore du sucre, mais en petite quantité. L'influence du traitement sur la composition des urines est la même qu'à la première saison ; deux analyses seulement ont été faites :

Dates.	Quantité.	Densité.	Sucre.	Urée.	Chlore	Acide phosphor⁴
25 sept.	500	1027	1 gram.	5,43	2,20	8,5
6 août.	1250	1017,5	traces	13,55	4,55	2,59

Au départ le sucre avait disparu.

Obs. III. — *Diabète. Insuccès.* — M. Br..., 50 ans, troubles dyspeptiques, datant d'environ dix ans ; amaigrissement très-sensible depuis trois ans. Bronchites tenaces et pharyngites. Sucre variant de 32 à 50 grammes par litre. Les alcalins n'ont amené aucune amélioration ; il en est de même d'un traitement arsenical essayé récemment.

A l'arrivée, le malade se plaint surtout d'embarras gastro-intestinal et de douleurs dans la région du foie ; cependant le voume du foie est normal. Douleurs rhumatismales à plusieurs reprises ; il existe quelques nodosités aux articulations phalangiennes et une rétraction double des aponévroses palmaires. Pas de goutte chez les ascendants. Angine granuleuse très-prononcée ; rien dans les organes thoraciques.

La cure de ce malade est très-difficile ; l'état dyspeptique et une grande surexcitation nerveuse l'empêchent de supporter la boisson minérale et même les bains. Au départ, je constate des signes de bronchite au sommet droit ; l'état dyspeptique n'est pas modifié, et comme on peut le voir par les analyses, la sécrétion du sucre n'a pas été sensiblement améliorée.

Dates.	Quantité.	Densité.	Sucre total.	Urée.
23 juillet 1874.	1500	1020	24,99	13,11
25 —	2150	1023,5	65,15	17,41
4 août.	2075	1022	47,72	13,19
12 —	1850	1020	43,10	11,71

J'ai su que le malade avait succombé, dans le courant de l'hiver, à des accidents pulmonaires à marche rapide.

Obs. IV. — *Diabète. Amélioration très-marquée.* — M. C...,
63 ans. Traité depuis de longues années pour une affection cutanée; il y a trente ans, séjour, à Vichy, pour une maladie de vessie, guérie. Plus tard, coliques néphrétiques et réapparition des douleurs vésicales, hématurie sans calculs.

Depuis plusieurs années, soif vive, urines abondantes; l'examen des urines ayant fait constater l'existence de quantité notables de sucre, le malade se rend à Vichy où il obtient une disparition complète de la glycosurie qui, malheureusemet, réapparaissait quelques jours après la cessation du traitement; il en fut de même pendant trois ans et trois saisons consécutives, à Vichy, amenèrent le même résultat. En présence de ces accidents complexes, et surtout de l'affection cutanée, le malade m'est adressé à la Bourboule.

En ce moment, il n'y a pas de douleurs vésicales, mais les urines sont toujours très-abondantes; soif vive, surtout après l'ingestion des farineux; appétit assez prononcé. Peu d'amaigrissement, mais perte des force et impuissance.

Il existe un psoriasis herpétique très-étendu, non-seulement aux coudes et aux genoux, mais aussi sur la partie postérieure du tronc, où il a une forme symétrique remarquable; rien dans les autres organes.

Le traitement qui dure une vingtaine de jours a pour résultat de modifier très-énergiquement l'affection herpétique et d'amener une diminution très-marquée de la quantité des urines et de la glycose :

	Quantité.	Densité.	Sucre total.	Urée totale.
21 aout 1874.	3040	1036,5	121.6	24.91
22 —	2800	1037	130.49	22.74
29 —	1800	1032	45.47	22.10
30 —	2000	1033	52.50	20.93
9 sept.	1600	1032	31.77	18.70
10 sept.	1400	1031	35.28	13.90?

Obs. IV, *bis*. — Le malade revient à la Bourboule en 1875 encouragé par l'amélioration obtenue l'année précédente, qui a duré jusqu'au mois d'avril tant pour l'affection cutanée que pour les symptômes de diabète. L'examen des urines montre que la quantité de sucre est moindre qu'il y a un an. D'ailleurs, dans le courant de l'hiver le malade a fait à plusieurs reprises usage de glace de La Bourboule transportée et a constaté chaque fois que sous leur influence, la quantité des urines rendues dans les 24 heures diminuait :

	Quantité.	Densité.	Sucre total.	Urée totale.
27 août 1875.	1910	1034, 5	66.85	24.03
29 —	1860	1032, 5	53.04	11.90?
17 sept.	1600	1031	33.60	11.44?
18 —	1580	1029	28.71	22.62

Obs. V. — *Glycosurie goutteuse, amélioration.* — Mme de P...,
52 ans. Antécédents goutteux dans la famille, hydarthrose du genou droit il y a quelques années ; manifestations cutanées, modifiées par l'usage de l'arsenic, congestion avec hypertrophie du foie traitée à Vichy. Depuis cinq ans diabète sucré, sans polyurie modifié par un traitement à Vichy. Le sucre s'est élevé jusqu'à 43 grammes par jour ; il y a deux jours, après un régime sévère, 8 grammes seulement. Pas d'appétit excessif, ni de soif vive ; mais anthrax fréquents et poussées eczémateuses à la peau. Actuellement signes d'hypertrophie du foie qui dépasse de trois travers de doigt les fausses côtes.

Dates	Quantité.	Densité.	Sucre total.
9 juin 1875.	730	1035	10.04
10 —	760	1034	11.15
20 —	1350	1018	5.15
21 —	1450	1016	7.90
28 —	1600	1015	2.4
29 —	1000	1021	2.00

Obs. VI. — *Glycosurie, amélioration.* — M. B..., 60 ans. Diabétique depuis six ans, sans antécédents goutteux et d'ailleurs d'une très-bonne santé. La quantité des urines ne s'est jamais élevée au delà de 2 à 3 litres, mais il y a eu jusqu'à 60 grammes de glycose par litre. Les accidents glycosuriques ont été amendés par plusieurs saisons à Vichy, et un régime sévère suivi des bains de mer. Actuellement peu de signes de diabète, rien au foie ni aux autres organes.

	Quantité.	Densité.	Sucre total.
18 juin 1875.	2400	1015,6	3.19
19 —	2600	1018,4	2.48
28 —	1550	1019,4	3.10
29 —	1800	1017,2	2.55
8 juillet	1250	1020,8	2.25
9 juillet	1540	1020	1.71

OBS. VII. — *Glycosurie, amélioration légère.* — Mme de C..., 57 ans. Antécédents goutteux chez les grands-parents, légère atteinte de goutte aux gros orteils, quelques douleurs dans les genoux, urines peu chargées d'urates ; à part cela, une bonne santé. Glycosurie constatée au mois d'août après une indisposition, mal définie et datant de quelques mois ; albuminurie dans ces derniers temps, n'existant plus au début du traitement thermal.

	Quantité.	Densité.	Sucre total.
28 juin 1875.	1300	1019	1.59
29 —	1100	1021	1.47
6 juillet	1340	1017	1.46
7 —	1080	1017	1.44
17 —	1330	1018	1.72
18 —	1200	1020	1.20

OBS. VIII. — *Diabète, amélioration peu prononcée.* — M. de G..., 45 ans. Diabétique depuis douze ans, amendé par une saison à Vichy. A ce moment apparition de plaques de psoriasis. Bronchite au mois de décembre dernier. Hémoptysie il y a un mois, depuis ce temps altération de la voix.

Signes d'induration pulmonaire aux deux sommets, plus prononcée à gauche, amaigrissement, pâleur de la face et sueurs nocturnes.

Pour le diabète 35 gr. par litre au mois d'avril ; depuis cette époque, sous l'influence du régime, la glycose a très-notablement diminué. — 3 gr. 33 par litre le jour de l'arrivée.

Enfin plaques de psoriasis herpétique aux coudes et aux genoux.

Le traitement consista en boisson à doses progressivement croissantes pendant vingt-cinq jours et quelques bains, il fut interrompu par une poussée congestive vers les sommets, puis repris. Au départ, l'état de l'appareil pulmonaire était à peu près stationnaire, ainsi que le psoriasis, le sucre avait plutôt augmenté, mais il faut ajouter que le malade ne suivait plus le régime auquel il était astreint avant la cure.

Le malade a succombé en janvier aux progrès de l'affection pulmonaire.

Avec Régime.

Dates.	Quantité.	Densité.	Sucre total.
27 juil. 1875.	1250	1026	1.75

Sans Régime.

24 —	1000	1030	8.08
31 —	1200	1028	3.56
14 août	900	1030	4.19
15 —	950	1028	5.32

La cessation du régime a eu pour premier effet de faire remonter le chiffre de la glycose; mais on voit qu'il s'est ensuite abaissé en dernier lieu de façon à se rapprocher du premier chiffre obtenu.

Obs. IX. — *Diabète. Amélioration très-nette.* — M. C..., 56 ans. Dyspeptique depuis de longues années, sujet à de la gravelle et à des atteintes de coliques néphrétiques, pas d'autres antécédents goutteux.

En 1872, l'estomac était en meilleur état. Mais il survient une soif très-vive avec sécheresse de la bouche; peu d'affaiblissement général, mais impuissance génitale. On reconnaît le sucre des urines. Un traitement à Vichy en 1872, amène une diminution de sucre (2 gr.) mais de l'amaigrissement et une grande faiblesse. En 1853, traitement à Plombières sans résultat. En 1875, séjour à La Bourboule, où l'état du malade paraît assez satisfaisant, sauf ce qui a trait à la composition des urines.

	Quantité.	Densité.	Sucre total.
5 août 1875.	2350	1028	54.82
6 —	2500	1021	45.45
16 —	1450	1027	25.37
18 —	1400	10271,5	23.69
24 —	1330	10231,5	15.50

Obs. X. *Diabète.. Amélioration très-marquée.* — M. H..., 64 ans. Santé antérieure très-bonne, pas d'antécédents goutteux. Attribue le début de la maladie à une grande fatigue et à des chagrins ressentis en 1857.

Perte des forces, amaigrissement et apparition de la glycosurie à ce moment. Pendant quelques années, sous l'influence du régime, de l'exercice et à l'aide d'un peu d'eau de Vichy, on obtient aisément la disparition du sucre, mais les améliorations devinrent de moins en moins prononcées. Il y a 9 ans, grande faiblesse de la vue. Une saison à Vichy à la suite de cet accident, ne produit aucun effet sur la sécrétion de la glycose, et il reste à la suite du traitement thermal un grand affaiblissement.

Actuellement, la vue est toujours faible quoique un peu meilleure, il n'existe pas de cataracte. Appétit soutenu et soif modérée.

	Dates.	Quant.	Densité.	Sucre total.	Urée tot.
1876	21 juin	2200	1038.5	110	25.63
	22 —	2100	1039	94.5	28.36
	1ᵉʳ juillet	2200	1034	66	26.65
	2 —	2160	1032	61.67	30.60
	12 —	2350	1032	52.20	27.04
	13 —	2200	1032,5	27.04	25.31

Obs. XI. — *Glycosurie. Amélioration très-prononcée.* — M. G..., 59 ans. Sujet à l'eczéma intertrigo, pityriasis autrefois, coliques hépatiques il y a dix ans.

Diabète découvert depuis peu de temps. Peu d'affaiblissement gingivite expulsive depuis un an ou deux.

Rien dans les organes.

	Dates.	Quant.	Densité.	Sucre total.
1876	29 juin	1300	1032 1/2	19.50
	30 —	1600	1024	16
	6 juillet	2100	1020	2.20
	7 —	1500	1021	1.89
	16 —	1100	1022	1.50

Obs. XII. — *Diabète, amélioration légère.* —M. S..., 56 ans.—Diabète existant probablement depuis dix ans, découvert seulement il y a un an. Soif vive, bouche sèche, affaiblissement et amaigrissement ; gingivite expulsive, amblyopie.

Amélioration par une saison à Vichy en 1875.

Actuellement état relativement satisfaisant.

	Dates.	Quant.	Densité.	Sucre total.
1876	30 juin	1460	1020	4.68
	1er juillet	1600	1016,5	3.20
	9 —	1100	1024	3.66
	19 —	1150	1023,5	2.30

Obs. XIII. — *Glycosurie, amélioration.* — M. S..., 57 ans. Profession sédentaire. Diabète constaté, il y a deux ans et demi, à la suite d'envies fréquentes d'uriner et d'urines tachant en blanc les vêtements. Il n'y a jamais eu de soif très-vive ni plus de 15 grammes de glycose par litre. Actuellement peu de faiblesse, mais amaigrissement assez prononcé, gingivite expulsive. Pas d'accidents à la peau. Comme antécédents diathésiques, rhumatisme articulaire il y a une dizaine d'années, et éruptions d'urticaire fréquentes.

	Dates.	Quant.	Densité.	Sucre total.	Urée totale.
1876	20 juillet	750	1030	1.24	9.74
	21 —	850	1027	1.06	13.69
	30 —	1500	1024,5	1.87	11.39
	31 —	1000	1027	1.11	11.88
	7 Août	850	1027	1.10	8.06
	8 —	580?	1028	0.92	5.90

Légère amélioration, le dernier chiffre est très-douteux, la densité ayant peu augmenté, il y a eu sans doute une quantité d'urine plus élevée que celle que j'ai reçue, les chiffres du sucre et de l'urée sont de ce fait probablement au-dessous du chiffre réel.

Danjoy.

OBS. XIV. — *Diabète, amélioration marquée.* — M. M..., 64 ans ancien confiseur, attribue à de violents chagrins son diabète qui remonte à plusieurs années, et est caractérisé par une soif très-vive, un appétit très-marqué, des tremblements et la perte des forces depuis deux ans. L'an passé furoncles, cet hiver, phlegmon considérable de la fesse, incisé deux fois ; déchaussement et perte des dents, perte des facultés génésiques.

Actuellement signes de bronchite au poumon droit, toux et essoufflement. Appétit peu marqué, soif et polyurie moindres, diarrhée facile, alternant avec de la constipation.

Au départ, il y avait un peu d'amélioration de l'état général et les signes de bronchite étaient amendés.

	Dates.	Quant.	Densité.	Sucre total.
1876	28 juillet	880	1027	11.44
	29 —	770	1026	9.40
	15 Août	1350	1018	6.76
	16 —	1125	1018	5.50

OBS. XV. — *Diabète, amélioration marquée.* — M. S..., 63 ans. Bonne santé, sauf accès de goutte en 1847 et 1857. Gravelle et coliques néphrétiques. Père et grand-père goutteux.

Diabète constaté il y a cinq ans. Le malade s'en est aperçu en urinant dans un chantier, par l'odeur de caramel que donnaient quelques gouttes d'urine projetées sur une barre de fer rougi ; depuis quelques mois, il s'était aperçu de malaises le matin et d'affaiblissement hors des proportions avec la conservation de son appétit. Traité à Vichy en 1872: abcès pendant la cure ; le sucre avait bien diminué ; de 76 gr. par litre au début, il était descendu à 8 gr. En 1873, nouvelle saison à Vichy, de 30 gr., le sucre s'abaisse à 0, mais, nouvel abcès. En 1875, la cure de Vichy ne produit aucun effet, la quantité de sucre qui est de 30 gr. à l'arrivée reste la même au départ.

Actuellement, faiblesse et insomnies, soif et appétit modérés, déchaussement des dents. Pas de troubles visuels, névralgies fréquentes. Pas d'anthrax ni de furoncles, mais éruptions papuleuses.

	Dates.	Quant.	Densité.	Sucre p. 1000	Sucre tot.
1876	15 Août.	900	1029	22	19.80
	16 —	1100	1027	20	22
	25 —	1300	1017	6.66	7.65
	26 —	1250	1016	4,8	6
	5 Sept.	1250	1018	2.71	3.39
	6 —	1150	1020	3	3.45

RÉSUMÉ DES OBSERVATIONS (1.)

Les chiffres qui ont été donnés sont suffisants pour fixer l'opinion du lecteur sur la valeur des observations présentées; cependant il ne sera pas inutile de les résumer.

Les résultats obtenus ont été rangés sous trois catégories, améliorations très-marquées, améliorations médiocres et insuccès.

Celles-ci ont été divisées en deux séries suivant que

(1) Pendant la publication de ce travail, j'ai eu l'occasion de voir deux diabétiques à Lariboisière dans le service de M. Proust, qui sur ma demande a consenti à leur faire administrer l'eau de La Bourboule (source Choussy). Les résultats obtenus après huit jours de traitement ont été assez nets chez un des malades pour m'engager à joindre ces observations à celles que j'ai rapportées.

M. Ducom, pharmacien en chef de l'hôpital Lariboisière, a bien voulu faire lui-même les analyses, et M. Weiss, interne du service, a eu l'obligeance de me donner les renseignements sur les malades et de surveiller l'administration du médicament.

Obs. XVI. — T..., 34 ans, charpentier, entré le 13 décembre 1876 salle Saint-Charles, n° 13.

Diabétique depuis sept mois, sans autre cause appréciable que des excès alcooliques. Diverses médications ayant été essayées sans succès, le malade est mis au repos pendant une trentaine de jours et le 28 avril on commence l'eau de La Bourles cas observés se rapportaient à des diabétiques ou simplement à des glycosuriques.

boule, qui est donnée à doses croissantes de un à trois verres par jour.

Le 28 avril 1877 avant le traitement.

Quant. des urines.	Densité.	Sucre par litre.	Urée par litre.	Sucre total.	Urée totale
		gr.	gr.	gr.	gr.
5000	1034	57,98	12,25	289,90	61,25

Le 6 mai après l'usage de l'eau de La Bourboule.

5000	1032	55,75	10,69	278,75	53,10

Le 15 mai la quantité d'urine est à peu près la même, mais la soif et l'appétit sont moins marqués, le malade a repris un peu de force et d'embonpoint.

Obs. XVII. — Femme, salle Ste-Marie, entrée le 22 mars 1877. Diabétique depuis 2 ans, l'affection a fait des progrès rapides, surtout depuis 7 mois. Le traitement par l'eau de La Bourboule est institué dans les mêmes conditions que le précédent après huit jours de repos sans médication.

Le 28 avril.

Quant. des urines.	Densité.	Sucre par litre.	Urée par litre.	Sucre total.	Urée totale.
		gr.	gr.	gr.	gr.
3700	1044	76,05	14,25	281,38	52,72.

Le 6 mai après huit jours de traitement.

2700	1032	55,75	12,40	140,52	33,48

Du 6 mai au 15 la quantité d'urine s'est abaissé à 2 litres ; un nouveau dosage n'a pas été fait, mais la soif, l'appétit ont encore diminué ; le sommeil, l'embonpoint et les forces reviennent de jour en jour ; le seul inconvénient que le malade ait ressenti de cette médication, c'est un peu de diarrhée qui s'est arrêtée assez facilement.

D'après l'examen des observations on peut voir que :

Sur 15 cas j'ai obtenu 9 fois une amélioration marquée.

Sur ces 9 cas il y avait 6 diabètes et 3 glycosuries.

5 fois l'amélioration a été peu prononcée et ces 5 faits comprennent 4 glycosuries et 1 diabète.

Enfin une fois il y a eu insuccès chez un diabétique (obs. III).

Si l'on pouvait établir une loi d'après un nombre de faits aussi restreint, il semblerait que le traitement de La Bourboule réussirait mieux dans le diabète confirmé que dans la glycosurie symptomatique. Du reste, il m'a été toujours plus facile d'obtenir une réduction notable sur de grandes quantités de glycose que sur de petites quantités.

La polyurie a diminué en général d'une façon remarquable, sauf dans un cas (obs. X) où elle est restée stationnaire.

Chez plusieurs malades, la quantité d'urine était au-dessous de la normale, le traitement a eu pour effet d'augmenter l'urine et de la ramener au chiffre normal. Quelques-uns de ces malades avaient des sueurs abondantes qui ont disparu sous l'influence de la médication. Cette circonstance rend compte de l'augmentation de la quantité d'urine.

Chez quelques malades le chiffre de l'urée s'est tellement abaissé qu'il y a lieu de se demander si une perturbation profonde dans les actes de la nutrition n'a pas eu lieu ; il est facile de se rendre compte de ce fait en raison des troubles gastriques qui se montrent quelquefois pendant l'emploi interne de l'eau de La Bourboule, et de la perte d'appétit qui survient souvent à la fin de la cure.

CONCLUSIONS.

Bien que la plupart des diabétiques soient améliorés par le traitement thermal de Vichy, ce traitement est contre-indiqué chez quelques-uns de ces malades, notamment chez ceux qui sont anémiés, affaiblis et chez lesquels on redoute un début de tuberculose.

En dehors des eaux alcalines, les eaux minérales qui ont été le plus recommandées contre le diabète sont les eaux chlorurées sodiques.

Le chlorure de sodium a en effet été employé avec succès dans cette maladie ainsi que l'arsenic.

La présence de ces deux principes dans l'eau de La Bourboule pouvait faire prévoir que cette eau minérale rendrait quelques services dans la glycosurie.

L'action physiologique de l'eau de la Bourboule sur l'homme sain, démontre que cette eau prise à l'intérieur n'est pas diurétique, et qu'elle n'augmente pas la sécrétion de l'urée.

Ces deux actions physiologiques ont été contrôlées par l'observation clinique chez les diabétiques. Chez ces malades, le traitement a eu presque constamment pour résultats la diminution de la polyurie et de l'urée sécrétée. A ces deux faits il faut ajouter la diminution de la glycose.

L'amélioration a été obtenue par l'effet du traitement seul, sans régime spécial.

D'après ces données, et d'après les observations que je présente, je conseille le traitement de La Bourboule aux diabétiques amaigris, et à ceux chez lesquels l'azoturie est une contre-indication à l'emploi du traitement alcalin.

Paris. — Typ. A. Parent, rue Monsieur-le-Prince, 29-31